BEI GRIN MACHT SICH IHR
WISSEN BEZAHLT

- Wir veröffentlichen Ihre Hausarbeit,
  Bachelor- und Masterarbeit

- Ihr eigenes eBook und Buch -
  weltweit in allen wichtigen Shops

- Verdienen Sie an jedem Verkauf

Jetzt bei www.GRIN.com hochladen
und kostenlos publizieren

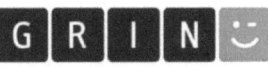

Bibliografische Information der Deutschen Nationalbibliothek:

Die Deutsche Bibliothek verzeichnet diese Publikation in der Deutschen National-
bibliografie; detaillierte bibliografische Daten sind im Internet über http://dnb.d-
nb.de/ abrufbar.

Impressum:

Copyright © 2016 GRIN Verlag
Druck und Bindung: Books on Demand GmbH, Norderstedt Germany
ISBN: 9783668903531

Dieses Buch bei GRIN:

https://www.grin.com/document/459347

Benjamin Schmidt

Eine systematische Literaturrecherche über Kommunikation zwischen Pflegenden und wachkomatösen Menschen

Literaturrecherche für die Bachelor Thesis

GRIN Verlag

GRIN - Your knowledge has value

Der GRIN Verlag publiziert seit 1998 wissenschaftliche Arbeiten von Studenten, Hochschullehrern und anderen Akademikern als eBook und gedrucktes Buch. Die Verlagswebsite www.grin.com ist die ideale Plattform zur Veröffentlichung von Hausarbeiten, Abschlussarbeiten, wissenschaftlichen Aufsätzen, Dissertationen und Fachbüchern.

Besuchen Sie uns im Internet:

http://www.grin.com/

http://www.facebook.com/grincom

http://www.twitter.com/grin_com

Inhalt

Eine systematische Literaturrecherche über
Kommunikation zwischen Pflegenden und wachkomatösen Menschen

Die Recherche wurde Anfang Februar 2016 begonnen. Ziel war es Literatur zu dem Symtomkomplex „Wachkoma" in Bezug zu erwachsenen Menschen zu finden. Des Weiteren wurde Literatur zu den Begriffen „apllaisches Syndrom (AS)", „Syndrom reaktionsloser Wachheit (SRW)", „Coma vigile" und „persistent vegetative state" bzw. „PVS" gesucht. Hier konnte ein Vielzahl von Artikel, Bücher und Internetquellen aufgezeigt werden.

Eine große Anzahl von Artikeln und Büchern wurde ebenfalls zum Begriff „Kommunikation" bzw. „communication" gefunden. Kombiniert man o.g. Begriffe mit „Kommunikation" bzw. „communication" fällt das Ergebnis der Recherche allerdings äußerst marginal aus. Dies könnte daran liegen, dass „AS" und „PVS" explizit suggerieren, dass Kommunikation mit „wachkomatösen" Menschen nicht möglich ist. AS suggeriert eine vorhandene Großhirnlosigkeit und PVS vermittelt Empfindungs- und Emotionslosikeit. Das „Syndrom der reaktionslosen Wachheit" beinhaltet ebenfalls die Unfähigkeit sich zu verhalten (nicht zu reagieren) und somit nicht zu kommunizieren.

Aufgrund der geringen Auswahl der Beiträge zum Symtomkomplex *Wachkoma und Kommunikation* musste die Suche mit *Wachkoma oder Kommunikation* erfolgen und dann anschließend reduziert werden.

Unter dem Begriff „Interaktion" in Kombination mit o.g. Begriffen finden sich wiederum zahlreiche Quellen, welche zumeist Stimulationsprogramme beschreiben wie z.B. Basale Stimulation etc. Diese Stimulationskonzepte nutzen zwar den Grundgedanken des „Spürens durch Körperkontakt", berücksichtigen jedoch nicht die Emotion als verhaltensregulierendes Element des betroffenen Menschen und sind selten an seiner Biographie orientiert (Tolle 2005, 49). Aufgrund dieser Tatsache konnten diese Quellen für die hier vorliegende Arbeit nur wenig berücksichtigt werden. Der Definition von Kommunikation nach Spitz ist es immanent ebenfalls die Emotionen des anderen zu beeinflussen und somit notwendig diese mitzubedenken (Spitz 1985, 145). Findet die Biographiearbeit und die Emotion als verhaltensregulierendes Element keine Berücksichtigung, kann dem Kommunikationsbegriff nach Spitz nicht Rechenschaft gezollt werden. Somit werden Möglichkeiten vertan, den Verhaltensakt des Betroffenen aufgrund seiner Vergangenheit zu analysieren und daraus in die Zukunft gerichtete therapeutische Maßnahmen abzuleiten. Denn der Grundgedanke dieser Arbeit ist ebenfalls die Möglichkeit des Kommunizierens mit dem Betroffenen therapeutisch bzw.

Benjamin Schmidt, Studiengang Pflege (B.Sc.), Literaturrecherche Bachelor Thesis

rehabilitiv zu nutzen.

Aufgrund der bereits erwähnten marginalen Resonanz der Begriffe „PVS und communication" bzw. „SRW und Kommunikation" zueinander wurde die Suchstrategie dann auch noch durch Empfehlungen von Fr. Prof., Dr. Tolle erweitert. Ferner wurde auf die Literaturverzeichnisse von bereits gelesenen Werken zurückgegriffen. Die Internetsuchmaschine Google Scholar wurde ebenso genutzt, um kostenlos Unterlagen im PDF Format zu beschaffen und die Suche nach o.g. Begriffen und bekannter Autoren zu erweitern. Ergänzt wurde die Suche ebenfalls durch Vorkenntnisse zum Thema Wachkoma in Bezug auf vergangene Recherchen anderer Prüfungsmodule. Hier konnte wichtige Literatur bereits im Vorfeld ausfindig gemacht und beschafft werden. Ebenso wurde die Internetrecherche auf Empfehlung von Fr. Prof., Dr. Tolle um spezielle Homepages (z.B. www.a-zieger.de) erweitert.

Die Recherche wurde im Bibliothekskatalog Plus der Frankfurt University of Applied Sciences begonnen. Dort konnten Datenbanken ausfindig gemacht werden, welche eine hohe Trefferzahl zu den Suchbegriffen SRW, PVS, Wachkoma, Kommunikation, communication anzeigen. Diese waren gängige wissenschaftliche Datenbanken und werden später noch im Einzelnen beschrieben. Hier erfolgte die Suche dann noch einmal differenzierter als im Katalog Plus. Die Artikel wurden nach Abstract und Titel in Bezug zur genannten Forschungsfrage gescreent und anschließend weiter reduziert. Bei im Katalog Plus gefundenen Büchern wurde das (wenn vorhandene) Vorwort, Inhaltsverzeichnis und eine Zusammenfassung zur Reduktion genutzt. Internetquellen könnten ebenfalls in Bezug zur Forschungsfrage bearbeitet werden. Nachdem alle Quellen gelesen und ausgearbeitet waren, wurde entschieden, welche Beiträge für die Erstellung dieser Arbeit verwendet werden können. Es erfolgte also eine doppelte Reduktion. Bei der Erstellung der Arbeit mussten weitere Werke (zum besseren und tieferen Verständnis) gesucht und geordnet werden. Diese hatten dann wiederum Einfluss auf die Erstellung der Arbeit und führten somit zum kreisförmigen Zusammenhang zwischen dem Erkennen und dem Machen (Richter 1978, 23).

Um die favorisierte Literatur letztlich beschaffen zu können, wurde sich der Ausleihmöglichkeiten an der Bibliothek der Frankfurt University of Applied Sciences bedient. Ferner wurden Beiträge eingescannt und ausgedruckt oder auf einen USB Stick kopiert. Das Online Versandhaus Amazon wurde auch genutzt, um Bücher kostenpflichtig zu bestellen. Hier erfolgte ebenfalls die Suche mit o.g. Begriffen.

Nun erfolgt in den nächsten Kapiteln die Ordnung nach Herkunft der Quelle.

Richter, H.E. (1978): Engagierte Analysen. Über den Umgang des Menschen mit dem

Benjamin Schmidt, Studiengang Pflege (B.Sc.), Literaturrecherche Bachelor Thesis

Menschen. Reden, Aufsätze, Essays. Reinbeck: Rowohlt Verlag

Spitz, R. A.(1982): Vom Säugling zum Kleinkind. Naturgeschichte der Mutter- Kind-Beziehungen im ersten Lebensjahr. 9 Auflage. Stuttgart: Klett Cotta Verlag

Tolle, P. (2005): Erwachsene im Wachkoma. Frankfurt am Main: Peter Lang

1. **Empfehlungen von Fr. Prof., Dr. Tolle (6. Quellen)**

Hitzler, R. et al. (2013): Lebensbegleitung im Haus Konigsborn. Konzepte und Praktiken in einer Langzeitpflegeeinrichtung für Menschen mit schweren Hirn-schädigungen. Basel: Beltz Juventa

Hitzler, R. (2011): Ist da jemand? Über Appräsentationen bei Menschen im Zustand „Wachkoma" In: R. Keller; M. Meuser (Hrsg.): Körperwissen. 1. Auflage 201. Wiesbaden 2011: Springer Fachmedien

www.a-zieger.de

Jantzen, W. (2009): Schwerste Behinderung als sinnvolles und systemhaftes Verhalten unter isolierenden Bedingungen anhand der Beispiele Anencephalie, Epilepsie und Autismus. Hauptvortrag bei der Tagung: „Mitten im Leben? Möglichkeiten der Teilhabe von Menschen mit schweren Mehrfachbehinderungen. Veranstalter: Evangelische Stiftung Neuerkerode am 22.10.2009 in Hildesheim.

Reif, B. (2013): Übertragungsbrücken, Erleben und Dialog. Eine Neu-bearbeitung psychoanalytischer Konzepte aus kulturhistorischer Sicht. Berlin: Lehmanns Media

Spitz, R. A.(1982): Vom Säugling zum Kleinkind. Naturgeschichte der Mutter-Kind-Beziehungen im ersten Lebensjahr. 9 Auflage. Stuttgart: Klett Cotta Verlag

2. **Literatur wurde aufgrund der Durchsicht des Literaturverzeichnisses von bereits gelesenen Werken entdeckt(14 Quellen)**

Aitken, K. J. et Trevarthen, C. (1997): Self/ other organisation in human psychological development. In: Development and Psychopathology 9 (4) 653-677

Bodenheimer, A.R. (1967): Versuch über die Elemente der Beziehung. Basel: Rasch

Carroll, R. (2001): An Interview with Allan Schore- the American Bowlby-Excerpt published in: The Psychotherapist, Autumn issue 2001.

Cooley, C. H. (1902): Human Nature and the Social Order. New York: Scribner's

4

Feuser, G. (1995): Behinderte Kinder und Jugendliche. Zwischen Integration und Aussonderung. Darmstadt: Wissenschaftliche Buchgesellschaft

Freud, S. (1917): Vorlesungen zur Einführung in die Psychoanalyse. In: Gesammelte Werke Band 6. Frankfurt am Main: Fischer Verlag

Gustorff, D.; Hannich, H. J. (2000): Jenseits des Wortes: Musiktherapie mit komatösen Patienten auf der Intensivstation. Bern: Hans Huber

Niedecken, D. (1997a): "Namenlos". Eine Zusammenfassung der Inhalte meines Buches. In: Geistige Behinderung 4/97, 375-380

URL: http://www.bidok.uibk.ac.at/library/niedecken-namenlos.html   26.3.2016

Niedecken, D. (1997b): Die "Organisierung" von geistiger Behinderung. In: Heinemann E; de Groef, J. (Hrsg.): Psychoanalyse und geistige Behinderung. Mainz: Matthias Grünewald Verlag. 101-116

Niedecken, D. (1989): Namenlos. Geistig Behinderte verstehen - Ein Buch für Psychologen und Eltern. München: Deutscher Taschenbuch Verlag

Schmitz, H. (1992): Über leibliche Kommunikation. In: Schmitz, H. (Hrsg.): Leib und Gefühl. Materialien zu einer philosophischen Therapeutik. Paderborn: Jungfermann

Schore, A. N. (2001a): The Effects of a Secure Attachment Relationship on Right Brain Development, Affect Regulation and Infant Mental Health. In: Infant Mental Health Journal 22 (1-2), 7-66

Schore A. N. (2001b): The Effects of Early Relational Trauma on Right Brain Development. Affekt Regulation and Infant Mental Health. In: Infant Mental Health Journal 22 (1-2), 201-269

Schore, A. N. (1994): Affekt Regulation on the Orgin of the Self. The Neurobiology of Emotional Development. Hilsdale: Lawrence Erlbaum Associates Publisher

3.   Internetsuchmaschine Google Scholar für PDFs (8 Quellen)

Bender, A. et al. (2015): Wachkoma und minimaler Bewusstseinszustand. Systematisches Review und Metaanalyse zu diagnostischen Verfahren. Deutsches Ärzteblatt 112 (14), 235–242

Erbguth, F.; Dietrich, W. (2013): Gibt es bewusste Wahrnehmung beim apallischen Syndrom? Akt. Neurol 40, 424-432

Merker, B. (2007): Consciousness without a cerebral cortex: A challenge for neuroscience and medicin. BEHAVIORAL AND BRAIN SCIENCES 30, 63–134

Monti, M. M. et al. (2009): DISORDERS OF CONSCIOUSNESS. Neuroimaging and the Vegetative State. Resolving the Behavioral Assessment Dilemma? Association for Research in Nervous and Mental Disease. Ann. N.Y. Acad. Sci. 81–89

Benjamin Schmidt, Studiengang Pflege (B.Sc.), Literaturrecherche Bachelor Thesis

Synofzik, M.; Marckmann, G. (2005): Persistent vegetativ state. Verdursten lassen oder sterben dürfen? Deutsches Ärzteblatt 102 (30), A 2079-2082.

URL: http://www.aerzteblatt.de/archiv/47774 1.3.2016

Tolle, P. (2004): Leben pur. Was bedeutet Pflege für das Leben von Menschen mit schwersten Behinderungen und Lebenseinschränkungen? Erwachsene im Wachkoma. Forum Wartaweil- 2. Fachtagung für betroffene Menschen und Fachleute. München: Landesverband Bayern für Körper- und Mehrfachbehinderte e.V.

Wild, K. R. H. von et al. (2012): APALLISCHES SYNDROM, VEGETATIVER ZUSTAND. Unangemessene Begriffe. Dtsch Arztebl 109 (4), 143

Wild, K. R. H. von et al. (2011): Syndrom Reaktionsloser Wachheit. Zur Begriffsbestimmung "Apallisches Syndrom"- "Wachkoma"- "permanenter vegetativer Zustand".Originalarbeit Hippocampus Verlag. Neurologie und Rehabilitation 17 (4), 1-7

4.   Online Versandhaus Amazon (8 Quellen)

Buber, M. (1962): Das dialogische Prinzip. Gerlingen: Schneider Verlag

Damasio, A. R. (2002): Ich fühle, also bin ich. Die Entschlüsselung des Bewusstseins. München: List Taschenbuch Verlag

Geremek, A. (2009): Wachkoma-Medizinische, rechtliche und ethische Aspekte. Köln: Deutscher Ärzte- Verlag

Knoblauch, H. (1995): Kommunikationsstruktur. Berlin: de Gruyter

Merleau- Ponty, M. (1966): Phänomenologie der Wahrnehmung. Berlin: de Gruyter

Mindell, A. (2013): Schlüssel zum Erwachen. Menschen im Koma erreichen und ihnen beistehen. Eschbach: Patmos Verlag

Reichertz, Jo (2009): Kommunikationsmacht. Wiesbaden: VS

Rizzolatti, G.; Sinigaglia, C. (2008): Empathie und Spiegelneurone: Die biologische Basis des Mitgefühls. Übersetzt von Friedrich Griese. Frankfurt a.M.: Suhrkamp Verlag

Steinbach, A.; Donis, J. (2011): Langzeitbetreuung Wachkoma. Eine Herausforderung für Betreuende und Angehörige.Wien: Springer Verlag

5.   Vorher gelesene Werke und vergangene Recherchen (9 Quellen)

Hitzler, R. et al. (2013): Lebensbegleitung im Haus Konigsborn. Konzepte und Praktiken in einer Langzeitpflegeeinrichtung für Menschen mit schweren Hirn-schädigungen. Basel: Beltz Juventa

Hitzler, R. (2011): Ist da jemand? Über Appräsentationen bei Menschen im Zustand „Wachkoma" In: R. Keller; M. Meuser (Hrsg.): Körperwissen. 1. Auflage 201. Wiesbaden 2011: Springer Fachmedien

Horn, A. (2008): Pflegende Angehörige wachkomatöser Menschen. Bern: Huber Verlag

Sinason, V. (2000): Geistige Behinderung und die Grundlagen menschlichen Seins. Berlin: Luchterhand Verlag

Steinbach, A.; Donis, J. (2011): Langzeitbetreuung Wachkoma. Eine Herausforderung für Betreuende und Angehörige.Wien: Springer Verlag

Tolle, P. (2005): Erwachsene im Wachkoma. Frankfurt am Main: Peter Lang

Zieger, A. (2003): Traumatisiert an Leib und Seele- Konsequenzen für den Umgang mit Wachkoma-Patienten aus beziehungsmedizinischer Sicht. Handout zur Jahrestagung der Österreichischen Wachkoma Gesellschaft Wien am 24.10.2003.

Zieger, A. (2002): Zur Persönlichkeit des Wachkomapatienten. Beitrag für FRAGILE. Als PDF im Netz. URL: www.a-zieger.de 2.3.2016

Zieger, A. (1993): Dialogaufbau in der Frührehabilitation mit hirnverletzten Komapatienten. In: Neander; Meyer; Friesacher (Hrsg.): Handbuch der Intensivpflege. Lands-berg: Ecomed Verlag

6.   **Nutzung der Suchmaschine Google zur Suche von Homepages (10 Quellen)**

Baethge, C. (2009): Bundesärztekammer (Arbeitsgemeinschaft der deutschen Ärztekammern) und Kassenärztliche-Bundesvereinigung. URL: http://www.aerzteblatt.de/nachrichten/39045/Vermeintlicher-Wachkoma-Patient-jahrzehntelang-bei-Bewusstsein

Blumenthal, W. (1996, 91): Empfehlungen zur Rehabilitation und Pflege von Menschen mit schwersten neurologischen Schädigungen. Standards der Langzeitbehandlung in Phase F. Bericht über die Klausurkonferenz am 10. und 11. Mai 1996 in Maikammer/ Pfalz. Als PDF im Netz 1.3.2016

Carstens, O. (2016): Der Duden online. URL: http://www.duden.de/rechtschreibung/interaktiv 16.2.2016

Herkenrath, A. (2016): Musiktherapie und Wachkoma. URL: http://www.musiktherapie-wachkoma.de/Musiktherapeutischer-Ansatz 1.3.2016

Kammerer, T. (2015): Traumland Intensivstation. URL: http://www.traumland-intensivstation.de/ 20.5.2016

Krollner, D.M. (2016): ICD 10 Code. Sonstige Krankheiten des Gehirns. URL: http://www.icd-code.de/icd/code/G93.0.html 5.5.2016

Benjamin Schmidt, Studiengang Pflege (B.Sc.), Literaturrecherche Bachelor Thesis

Stangl, W. (2016): Werner Stangls Arbeitsblätter. Klientenzentrierte Therapie. URL:http://arbeitsblaetter.stangl-taller.at/PSYCHOTHERAPIE/Klientenzentrierte-Therapie-Rogers.shtml 25.4.2016

Zieger, A. (2015): Chancen der Rehabilitation bei schwersten Gehirnschädigungen. Impulsreferat zu einem Fachgespräch mit Beratern. Deutsche Stiftung Patientenschutz, Dortmund, 16.4.2015 www.a-zieger.de 29.02.2016

Zieger, A. (2010): Folienvortrag Uni Greifswald: Der vergessene Leib. Neuropsychologie, Körpersemantik und körpernaher Dialogaufbau am Beispiel von Wachkoma-Patienten. URL: www.a-zieger.de 1.3.2016

Zieger, A. (2005): Folienvortrag: Körpersemantik und körpernaher Dialogaufbau mit Menschen im Koma und Wachkoma URL: www.a-zieger.de 3.3.2016

7.   Wissenschaftliche Datenbanken

Insgesamt konnten in den wissenschaftlichen Datenbanken aus über *44.000 Artikeln* **78 Beiträge** extrahiert werden, welche weitergehend bearbeitet wurden.

DBIS	Treffer	Reduktion 1	Reduktion 2
1. Cochrane	11030	65	2
2. Care Lit	877	38	29
3. EMBASE	35	10	1
4. PubMed	6312	352	9
5. PubPsych	22921	53	14
6. FIS Bildung	2962	57	3
7. CINAHL	232	55	5
8. GVK	190	64	12
9. bidok	21	8	3
Gesamt	**44580**	**702**	**78**

7.1   Cochrane

Die Datenbank beinhaltet über 700.000 Reviews von Zeitschriften und Konferenzberichten. Jedes Jahr kommen ca. 30.000 Eintragungen hinzu. Sie ist die hochwertigste Datenbank der Medizin.

Wie zu erwarten zeigten sich unter den deutschen Begriffen kaum Treffer, deshalb wurden entsprechend überwiegend englischsprachige Begriffe verwendet.

Suchbegriff	Treffer	Reduktion 1	Reduktion 2
apallic syndrome	1	0	0

Vegetative State	203	30	2
unresponsive wakefulness Syndrome	4	3	0
Syndrom reaktionsloser Wachheit	0	0	0
communication	10801	0	0
Wachkoma	0	0	0
Kommunikation	21	12	0
Gesamt	**11030**	**45**	**2**

Folgender Beitrag, welcher durch den Suchbegriff „apallic syndrome" aufgezeigt werden konnte, wurde aufgrund fehlender Aktualität (Jahrgang 2006) und der unangemessenen Definition wieder verworfen.

Die unüberschaubare Anzahl der englischsprachigen Beiträge, welche mit dem Suchbegriff „communication" gefunden wurde, konnte nicht weiter ausgewertet werden. Stattdessen wurde sich dem deutschsprachigen Begriff „Kommunikation" gewidmet.

Die Suche mit dem Begriff „unresponsive wakefulness Syndrome" brachte keine Erkenntnisse in Bezug zur Forschungsfrage und wurde deshalb abgebrochen.

„Vegetative State" konnte von *203 Treffern* auf 99 Trials reduziert werden. Hier wurden nur die Jahre 2014-2016 berücksichtigt. Dies ergab eine Trefferzahl von *17 Trials.* Anschließend wurden Studien mit Kindern im Wachkoma und des Wirkungsnachweises von Medikamenten herausgenommen. Letztlich verblieben 2 **Studien** zur näheren Sichtung.

Thibaut, A. et al. (2014): tDCS in patients with disorders of consciousness: sham-controlled randomized double-blind study. Neurology 82(13), 1112

Gibson, R.M. et al. (2014): Complexity and familarity enhance single- trial detectability of imagined movements with electroencephalography. Clinical Neurophysiology 125(8), 1556

Die Sichtung der Artikel unter dem Begriff „Vegetative State" ergab ebenfalls *13 other Reviews,* welche auch näher gesichtet wurden. Die Hälfte der Reviews war allerdings mehr als 10 Jahre alt und hatte keinen Bezug zur Forschungsfrage. Überwiegend ging es hier um medizinische Behandlungsmethoden und Wirkungen von Medikamenten. *73 weitere Cochrane Reviews* hatten absolut keinen Bezug zur Fragestellung. Hier wurden neurologische und psychiatrische Krankheiten behandelt wie Depression und Schizophrenie. Außerdem gab es Hinweise über die Effekte von therapeutischer

Benjamin Schmidt, Studiengang Pflege (B.Sc.), Literaturrecherche Bachelor Thesis

Hypothermie.

Der Begriff „Kommunikation" ergab 21 Treffer. Hier wurden *12 Trials* gefunden, welche sich mit den Themen Alzheimer, Schlafapnoe und Kommunikation in Beziehungen, sowie der mediengestützten Kommunikation beschäftigen. *9 weitere Cochrane Reviews* gaben Auskunft über Aufklärung in Patientengesprächen und Kommunikation mit Patienten der Stroke Unit, sowie über die Krankheitsbilder Aphasie und Morbus Parkinson. Insgesamt konnte keiner dieser Beiträge in Bezug zur Forschungsfrage genutzt werden.

7.2 CareLit

Die Datenbank enthält Literatur aus dem Bereich Krankenhausmanagement bis in die sechziger Jahre und Pflegeliteratur bis in die fünfziger Jahre zurückgehend. Hier konnten mit dem Begriff „Wachkoma" *105 Treffer* erzielt werden, welche durch Sichtung der Titel auf 28 Werke reduziert wurden. Anschließend wurden die Abstracts gesichtet und konnten so im Bezug zur Fragestellung auf **22 Werke** reduziert werden.

Bender, A. et al. (2015): Wachkoma und minimaler Bewusstseinszustand. Systematisches Review und Metaanalyse zu diagnostischen Verfahren. Deutsches Ärzteblatt 112 (14), 235–242

Ciarrettino, M. (2005): Zustand Wachkoma vs. Prozess Wachkoma oder:Der Mensch kann nicht nicht kommunizieren (Paul Watzlawik). 13(3), 97-101

Erbguth, F. (2011): EIN CRENZBEREICH DER INTENSIVMEDIZIN Wachkoma: Therapieentscheidungen und ethisch-rechtliche Probleme. Intensiv 19(1), 33-40

Fisch, S. (2009): Apallisches Syndrom Schwerst behindert, aber nicht unempfindlich. Österreichische Ärztezeitung 13/14, 40-44

Henze, T. (2004): Das Wachkoma - Wach-sein ohne Bewusstsein. Anästhesiologie und Intensivmedizin 45(11), 668-673

Herkenrath, A. (2006): Musiktherapie mit Menschen in der Langzeitphase des Wachkomas – Aspekte zur Evaluation von Wahrnehmung und Bewusstsein. Neurol Rehabil 12 (1), 22 -32

Hitzler, R. (2012): Wie eine Nichtkommunikativee Patientin Schmerzen kommuniziert. Not Leimersheim 6, 50-54

Horn, A. (2009): Zwischen Hoffen und Bangen. PflegenIntensiv 6(2), 16-19

Huber, M. et al. (2012): Deutschsprachige Messinstrumente für die Rehabilitation von Patienten im Wachkoma oder im minimalen Bewusstseinszustand. Ergoscience 7 (2), 56-

Benjamin Schmidt, Studiengang Pflege (B.Sc.), Literaturrecherche Bachelor Thesis

62

Limberger, R. et al. (2012): Profis in der außerklinischen Intensivpflege. beatmetleben, Leimersheim 3, 44-45

Mall, W. (2003): Basale Kommunikation - ein Beitrag der Heilpädagogik zur Behandlung schwerst beeinträchtigter Menschen. Krankengymnastik, Zeitschrift für Physiotherapeuten 55(8), 1342-1346

Maurer- Karattup, P. et al. (2010): Diagnostik von Bewusstseinsstörungen anhand der deutschsprachigen Coma Recovery Scale - Revised (CRS-R). Neurologie & Rehabilitation, 16 (5), 232-246

Steinbach, A.; Donis, I. (2012): Häufige Komplikationen bei Patienten im Wachkoma. ProCare, Wien. 17(8), 16-19

Synofzik, M.; Marckmann, G. (2005): Persistent vegetativ state. Verdursten lassen oder sterben dürfen? Deutsches Ärzteblatt 102 (30), A 2079-2082.

Trepper, M. (2013): Die Klangmassage - Der Mensch wird am Du zum Ich. Not Leimersheim 1, 42-43

Wild, K. R. H. von et al. (2012): APALLISCHES SYNDROM, VEGETATIVER ZUSTAND. Unangemessene Begriffe. Dtsch Arztebl 109 (4), 143

Wild, K. R. H. von et al. (2011): Syndrom Reaktionsloser Wachheit. Zur Begriffsbestimmung "Apallisches Syndrom"- "Wachkoma"- "permanenter vegetativer Zustand".Originalarbeit Hippocampus Verlag. Neurologie und Rehabilitation 17 (4), 1-7

Zieger, A. (2004a): Wie stellt sich Koma dar- modifizierte Formen des Komas. Journal für Anästhesie und Intensivbehandlung 11, (1) 274-277

Zieger, A. (2004a):Wie eine Gesellschaft mit Menschen im Wachkoma umgeht, ist ein Gradmesser für ihre Humanität Das Pro Alter-Experten-Interview. Pro Alter 37(1), 51-55

Zieger, A. (2003): Traumatisiert an Leib und Seele- Konsequenzen für den Umgang mit Wachkoma-Patienten aus beziehungsmedizinischer Sicht. Handout zur Jahrestagung der Österreichischen Wachkoma Gesellschaft Wien am 24.10.2003.

Zieger, A. (2002a): Zur Persönlichkeit des Wachkomapatienten. Beitrag für FRAGILE. Als PDF im Netz. URL: www.a-zieger.de 2.3.2016

Zieger, A. (2002b): Der neurologisch schwerstgeschädigte Patient im Spannungsfeld zwischen Bio- und Beziehungsmedizin. Intensiv 10, 261-274

Der Suchbegriff „Kommunikation" ergab 770 Treffer und erschien daher vorerst als unüberschaubar. Deshalb wurde mit „nonverbale Kommunikation" weitergesucht. Der Syntax: TITEL=Nonverbale Kommunikation ergab hier 8 Treffer, wovon 7 Werke

11

Benjamin Schmidt, Studiengang Pflege (B.Sc.), Literaturrecherche Bachelor Thesis

ausgewählt wurden.

Arens, F. (2004): Die machen sich immer so steif. DER NONVERBALE AUSDRUCK VON EMOTIONEN IN DER KOMMUNIKATION ZWISCHEN PFLEGENDEN UND DEMENTIERENDEN ALTEN MENSCHEN 5(6), 28-37

Grond, E. (1985): Nonverbale Kommunikation. Jede Pflegehandlung ist kommunikativ 10(10), 552-556

Hess- Cabalzar, A. (2007): Wenn die Sprache versagt -nonverbale Kommunikation. Palliative-ch 4, 12-16

Richter, A.D. (1996): Aufrechter Gang bedeutet Macht, wer liegt, unterwirft sich Nonverbale Kommunikation und Kundenorientierung 65(12), 898-903

Steiner, P. (1998): Nonverbale Kommunikation - die Sprache der Empfindungen Erfahrungen im Erleben der eigenen und der an mich gerichteten Körpersignale. Nova 29(6), 9-11

Zegelin, A. (2013): Pflege IST Kommunikation. Die Schwester Der Pfleger 52(7), 636-639

Züst, B. (2013): Oberstes Gebot ist die achtsame Kommunikation. 77(6), 19

Der Suchbegriff Syntax: ALLE=Wachkoma und Kommunikation ergab 2 Treffer, welche bereits aufgeführt wurden und sich somit doppeln.

7.3   EMBASE

EMBASE beinhaltet ca. 7.000 internationale Zeitschriften aus 70 Ländern. Die Journale aus MEDLINE sind bereits inkludiert. Schwerpunkte dieser Datenbank sind u.a. Humanmedizin und Gesundheitswesen.

Der Suchbegriff „Kommunikation und Wachkoma" brachte keine Ergebnisse.

Der Begriff Kommunikation brauchte eine unüberschaubar große Anzahl von Treffern hervor. Durch die Sichtung der Titel war zu erkennen, dass es sich hier zumeist um medizinische Dokumentation handelte und kein Bezug zur Fragestellung bestand.

Zum Begriff Wachkoma konnten *35 Beiträge* gefunden werden. Diese wurden durch „Mensch", Zeitraum: 2000-2016, Sprache: englisch, deutsch und „Abstract" sinnvoll eingegrenzt. *10 Titel* blieben dann noch übrig und konnten weiterhin auf die Anzahl von **1 Treffer** reduziert werden.

Herkenrath, A. (2006): Musiktherapie mit Menschen in der Langzeitphase des Wachkomas – Aspekte zur Evaluation von Wahrnehmung und Bewusstsein. Neurol Rehabil 12 (1), 22 -32

7.4 PubMed

PubMed enthält Artikel zum Fachgebiet der Medizin, des Gesundheitswesens und der Psychologie. Außerdem finden sich hier neuere Artikel, welche in MEDLINE noch nicht vollständig bearbeitet sind.

Die Recherche mit dem Begriff „Wachkoma" zeigte nur 4 Artikel auf, welche älter als 10 Jahre waren. Deshalb wurde mit „vegetativ state" weiter gesucht. Hier zeigten sich 6308 Beiträge. Die Suche wurde mit „vegetative state *and* communication" weiter eingegrenzt und ergab 387 Treffer. Anschließend wurde die menschliche Spezies favorisiert. Die Suche ergab 352 Treffer. Dann wurden nur die letzten 10 Jahre berücksichtigt und die Suche konnte damit auf 174 Beiträge reduziert werden. Die Volltextsuche reduzierte diese noch einmal auf 154 Artikel. Kostenlos zu beschaffende Artikel lagen schließlich noch mit einer Anzahl von 36 Stück vor. Nach Sichtung der Titel und Abstracts waren noch **9 Beiträge** vorhanden, welche als PDF (zum Teil auch aus anderen Quellen) besorgt wurden.

Bender, A. et al. (2015): Wachkoma und minimaler Bewusstseinszustand. Systematisches Review und Metaanalyse zu diagnostischen Verfahren. Deutsches Ärzteblatt 112 (14), 235–242

Du, B. et al. (2014): Zolpidem arouses patients in vegetative state after brain injury: quantitative evaluation and indications. Am J Med Sci. 347(3),178-182

Machado, C. et al. (2014): Zolpidem arousing effect in persistent vegetative state patients: autonomic, EEG and behavioral assessment. Curr Pharm Des.20(26),4185-4202

Merker, B. (2007): Consciousness without a cerebral cortex: A challenge for neuroscience and medicin. BEHAVIORAL AND BRAIN SCIENCES 30, 63–134

Monti, M. M. et al. (2009): DISORDERS OF CONSCIOUSNESS. Neuroimaging and the Vegetative State. Resolving the Behavioral Assessment Dilemma? Association for Research in Nervous and Mental Disease. Ann. N.Y. Acad. Sci. 81–89

Owen, A. M. et al. (2006): Detecting Awareness in the Vegetative State. Science (313), 1402

Wild, K.R.H. von et al. (2011): Syndrom Reaktionsloser Wachheit. Zur Begriffsbestimmung "Apallisches Syndrom"- "Wachkoma"- "permanenter vegetativer Zustand".Originalarbeit Hippocampus Verlag. Neurologie und Rehabilitation 17 (4), 1-7

Yamamoto, T. et al. (2010): Deep brain stimulation for the treatment of vegetative state. Eur J Neurosci 32(7), 1145-1151.

Yu, T. et al. (2013): Patients with unresponsive wakefulness syndrome respond to the pain cries of other people. Neurology 80 (4), 345-352

7.5 PubPsych

Der Schwerpunkt der Artikel und Forschungsberichte liegt bei PubPsych auf dem Fachgebiet der Psychologie.

Hier konnten mit dem Begriff „Wachkoma" *26 Treffer* erzielt werden. Es wurde sich auf die Jahre 2010-2016 beschränkt. Nach Sichtung der Titel und der Abstracts wurde die Anzahl auf *14 Treffer* reduziert. Beiträge über Kinder im Wachkoma und Doppelungen wurden herausgearbeitet. Am Schluss verblieben **9 Werke** zum Wachkoma.

Erbguth, F. (2014): Narkose - Koma - Wachkoma. Erkenntnisse zum "abgeschalteten" Bewusstsein. In: Helmut F.; Rainer, R. (Hrsg.): Bewusstsein - Selbst - Ich. Die Hirnforschung und das Subjektive. Paderborn: Mentis. 205-225

Erbguth, F. (2013): Narkose - Koma – Wachkoma. Erkenntnisse zum "abgeschalteten" Bewusstsein. Müllheim: Auditorium Netzwerk

Fink, H.; Rosenzweig, R. (2014): Bewusstsein - Selbst – Ich. Die Hirnforschung und das Subjektive. Paderborn: Mentis

Haynes, J.D. (2014): Das Ich im Hirnscanner. Fakt und Fiktion beim Auslesen (un-)bewusster Gedanken. In: Helmut, F.; Rainer, R. (Hrsg.): Bewusstsein - Selbst - Ich. Die Hirnforschung und das Subjektive. Paderborn: Mentis. 51-65

Holzwarth, K. (2012): Wach bleiben- Musiktherapie und Wachkoma. Zur Phänomenologie des menschlichen Bewusstseins. Wiesbaden: Reichert Verlag

Huber, M. et al. (2012): Deutschsprachige Messinstrumente für die Rehabilitation von Patienten im Wachkoma oder im minimalen Bewusstseinszustand. Ergoscience 7 (2), 56-62

Jellinger, K. A. (2010): Der Geist im Gehirn - Teil 2. Grundlagen des Bewusstseins und seiner Störungen. Psychopraxis 13 (1), 30-35

Maurer- Karattup, P. et al. (2010): Diagnostik von Bewusstseinsstörungen anhand der deutschsprachigen Coma Recovery Scale - Revised (CRS-R). Neurologie & Rehabilitation, 16 (5), 232-246

Wiesmann, U. et al. (2012): "Der Kopf ist rund, damit das Denken seine Richtung wechseln kann" - Facetten der Medizinischen Psychologie in Greifswald. Eine Hommage anlässlich des 60. Geburtstags von Hans-Joachim Hannich. Lengerich: Pabst

Wild, K. R. H. von et al. (2011): Syndrom Reaktionsloser Wachheit. Zur Begriffsbestimmung "Apallisches Syndrom"- "Wachkoma"- "permanenter vegetativer

Benjamin Schmidt, Studiengang Pflege (B.Sc.), Literaturrecherche Bachelor Thesis

Zustand".Originalarbeit Hippocampus Verlag. Neurologie und Rehabilitation 17 (4), 1-7

Die Suche nach dem Begriff *Kommunikation* ergab *22.889 Treffer* und wurde durch „nonverbale Kommunikation", Werke in „deutsch" und den Zeitraum „2014-2016" reduziert. Nach der Reduktion waren es immer noch *33 Treffer*, welche durch Sichtung der Titel und Abstracts weiter reduziert wurden. Letztlich verblieben **5 Werke**.

Blanz, M. (2014): Definitorische und deskriptive Aspekte von Kommunikation. In: Mathias, B.;Arnd, F.; Ursula, P. (Hrsg.): Kommunikation. Eine interdisziplinäre Einführung (S. 13-37). Stuttgart: Kohlhammer

Dantlgraber, J. (2015): Unbewusste Kommunikation in der psychoanalytischen Situation. Ausgewählte Aufsätze. Gießen: Psychosozial-Verlag

Krämer, N.C. et al. (2014): Nonverbale Kommunikation: Grundlagen, Funktionen und Eigenschaften. In: Mathias, B.; Arnd, F.; Ursula, P. (Hrsg.): Kommunikation. Eine interdisziplinäre Einführung (S. 65-75). Stuttgart: Kohlhammer

Schmidt, M.G. (2014): Der Einfluss der Präsenztheorie auf die psychoanalytische Behandlungstechnik. Psyche 68 (9-10), 951-970

Ware, R.C. (2014): Intersubjektive Analytische Haltung mit Leib und Seele. Übertragungs- und Gegenübertragungsinszenierungen. Psychoanalyse & Körper 13 (1), 67-89

Die Kombination von „Wachkoma und Kommunikation" ergab *6 Treffer*. Allerdings konnte keiner dieser Treffer genutzt werden, weil die Literatur bereits älter als 6 Jahre war und nur wenig Bezug zur Fragestellung aufweisen konnte.

7.6   FIS Bildung

Der Schwerpunkt dieser Datenbank liegt auf Erziehungswissenschaften und Bildung und Hochschule.

Unter dem Begriff „Kommunikation" tauchten mit Hilfe der Suchfunktion „Freitext", „deutsch", „Volltext" 2946 Beiträge auf, deshalb wurde weiter mit dem Begriff „nonverbale Kommunikation" gesucht. Die Suchfunktion „Schlagworte" ergab keine Treffer. So konnte die vorhandene Literatur auf *41 Werke* reduziert werden. Hier konnte **1 Beitrag** aufgrund seines Titels ausgewählt werden, welcher Bezug zum Thema haben könnte.

Delhees, K.H. (1994): Soziale Kommunikation. Psychologische Grundlagen fuer das Miteinander in der modernen Gesellschaft. Opladen: Westdeutscher Verlag

Benjamin Schmidt, Studiengang Pflege (B.Sc.), Literaturrecherche Bachelor Thesis

Die Suchfunktion Freitext ergab mit den Begriffen „Wachkoma und Kommunikation" *3 Treffer*. Davon wurde **1 Beitrag** aufgrund seiner Aktualität (max. 5 Jahre alt) und Bezug zum Thema in die nähere Auswahl einbezogen.

Hitzler, R. (2011): Ist da jemand? Über Appräsentationen bei Menschen im Zustand „Wachkoma" In: R. Keller; M. Meuser (Hrsg.): Körperwissen. 1. Auflage 201. Wiesbaden 2011: Springer Fachmedien

Die Suche mit dem Begriff „Wachkoma" ergab im Freitext *13 Treffer*. Nun wurde aufgrund der Aktualität (max. 7 Jahre) und Bezug zum Thema (keine Kinder, Schwerpunkt Kommunikation) reduziert. Dopplungen zu vorherigen Suchen wurden herausgenommen. **1 Beitrag** blieb übrig und wurde als PDF kostenlos besorgt.

Franz, M.J. (2009): Begegnungen mit einer Schülerin im Wachkoma. Als PDF im Netz 26.5.2016

7.7 CINAHL

CINAHL enthält englischsprachige Pflegezeitschriften, graue Literatur und Kongressberichte.

Es wurde mit dem Begriff „vegetative state" im Titel gesucht. Hier zeigten sich *232 Treffer*. Die Suche wurde durch den Zeitraum 2006-2016 und „Akademic Journals" auf *114 Beiträge* eingegrenzt. Mit *all adult* konnte die Suche weiter auf 55 Artikel reduziert werden. Durch eine weitere Eingrenzung des Auswertungszeitraums auf 2010-2016 erfolgte eine Anzahl von 24 Werken. Diese wurden nach Titel bis auf **5 Artikel** in Bezug zur Forschungsfrage gescreent.

Cruse, D. et al. (2011): Bedside detection of awareness in the vegetative state: a cohort study. LANCET 378(9809), 2088-2094

Di Perry, C. (2013): Limbic hyperconnectivity in the vegetative state. NEUROLOGY 81(16), 1417-1424

Landsness, E. et al. (2011): Electrophysiological correlates of behavioural changes in vigilance in vegetative state and minimally conscious state. BRAIN 134(8), 2222-2232

Okumura Y. et al. (2014): Brain activation by music in patients in a vegetative or minimally conscious state following diffuse brain injury. BRAIN INJ 28(7), 944-950

Sitt, J.D. et al. (2014): Large scale screening of neural signatures of consciousness in patients in a vegetative or minimally conscious state. Brain: A Journal of Neurology (BRAIN) 137(8), 2258-2270

Benjamin Schmidt, Studiengang Pflege (B.Sc.), Literaturrecherche Bachelor Thesis

Die Suche mit dem Begriff „communication" ergab *8449 Treffer* und konnte somit als nicht zielführend betrachtet werden. Es wurde sich dazu entschlossen auf Bücher (als Grundlage) in Bezug zur Kommunikation zurückzugreifen.

7.8 GVK

Der gemeinsame Verbundkatalog ist eine Verbunddatenbank mit den für die Fernleihe und Direktlieferdienste relevanten Materialien. Im GVK sind über 34 Mio. Titel mit mehr als 79 Mio. Besitznachweisen von Büchern, Zeitschriften, Kongressberichten und elektronischen Dokumenten nachgewiesen.

Im GKV wurde nach den Begriffen „Wachkoma und Kommunikation" gesucht. Es konnten 4 Beiträge mit der Suchfunktion TIT ausfindig gemacht werden. **Drei Werke davon wurden über Amazon beschafft.**

Benthaus, B. (2011): Kommunikation im Wachkoma. Über die Möglichkeiten von Kommunikation trotz eingeschränkter Bewusstseinszustände: Saarbrücken: VDM

Jox, R.J. et al. (2011): Leben im Koma. Interdisziplinäre Perspektiven auf das Problem des Wachkomas. Stuttgart: Kohlhammer Verlag

Keller, J. (2015): Im Wachkoma als Kunde. Die Bedeutung der Begriffe Kommunikation und Kunde bei Menschen im Wachkoma. Hamburg: Diplomica Verlag

Der Begriff „Wachkoma" führte mit der Suchfunktion ALL zu 186 Treffern. Die Filtereinstellung mit dem Begriff „Wachkoma" für sich isoliert ergab immer noch 74 Treffer. Diese konnten auf die Anzahl von 61 Stück reduziert werden, indem nur Werke bis 2003 gesichtet wurden. Diese 61 Beiträge wurden dann nach Titel und (wenn vorhanden) Inhaltsverzeichnis in Bezug zur Forschungsfrage geprüft und anschließend aufgeführt. Vorhandene Dopplungen und ältere Ausgaben wurden aus dem Suchschema analog herausgearbeitet. Zum Schluss verblieben **9 Werke.**

Insgesamt konnten also **12 Beiträge** des GVK genutzt werden.

Bertolini, B. (2011): Angehörige von Menschen im Wachkoma im pädagogischen Blickfeld. Hamburg: Diplomica Verlag

Geremek, A. (2009): Wachkoma-Medizinische, rechtliche und ethische Aspekte. Köln: Deutscher Ärzte- Verlag

Hitzler, R.; Grewe H. A. (2013): Wie das Bewusstsein (der einen) das Sein (der anderen) bestimmt. Über ungleiche Lebensbedingungen im Zustand "Wachkoma". In: Oliver B.; Martin E. (Hrsg.): Wissen und soziale Ungleichheit. Weinheim: Beltz Juventa 240-259

17

Benjamin Schmidt, Studiengang Pflege (B.Sc.), Literaturrecherche Bachelor Thesis

Holzwarth, K. (2012): Wach bleiben- Musiktherapie und Wachkoma. Zur Phänomenologie des menschlichen Bewusstseins. Wiesbaden: Reichert Verlag

Kühlmeyer, K. (2013): Selbstbestimmung von Patienten im Wachkoma. Eine qualitative Interviewstudie mit Angehörigen. In: Claudia W.; Alfred S. (Hrsg.): Patientenautonomie: Theoretische Grundlagen, praktische Anwendungen. Münster: Mentis. 340-354

Plenk, M. (2001): Physiologische Reaktionen von Patienten im Wachkoma bei Musiktherapie als Nachweis für Wahrnehmung, Bewusstsein und Reaktionsvermögen. Graue Literatur. Dissertation Universität Leipzig.

Steinbach, A.; Donis, J. (2011): Langzeitbetreuung Wachkoma. Eine Herausforderung für Betreuende und Angehörige.Wien: Springer Verlag

Tolle, P. (2005): Erwachsene im Wachkoma. Frankfurt am Main: Peter Lang

Zieger, A. (2003): Informationen und Hinweise für Angehörige von Schädel-Hirn-Verletzten und Menschen im Koma und Wachkoma (sog. apallisches Syndrom). Oldenburg: Eigenverlag

Die Suche mit dem Begriff **„Kommunikation"** in der Suchfunktion ALL ergab **123.165 Treffer** und war somit unüberschaubar. Die Anzahl konnte durch „nonverbale Kommunikation" in der Filtereinstellung und durch die Suchfunktion „TIT" und „eingrenzen" weiter auf 226 Treffer eingegrenzt werden. Es wurden nur Ergebnisse mit Volltext gesucht. Hier waren allerdings keine Werke in Bezug zum Wachkoma brauchbar. Die meisten Beiträge befassten sich mit dem Krankheitsbild Demenz oder waren politischer bzw. medien- gestalterischer Natur.

7.9   bidok

BIDOK (Behinderung, Inklusion, Dokumentation) umfasst die Fachgebiete Psychologie, Pädagogik und Soziologie. Hier werden Themen der integrativen Pädagogik und fachspezifische Artikel in einer Internet-Volltextbibliothek ausgewertet.

Es konnten *21 Ergebnisse* zu dem Begriff „Wachkoma" mit der einfachen Suchfunktion gefunden werden. Die meisten dieser Artikel waren von Andreas Zieger und konnten über dessen Homepage besorgt werden. Nach intensivem Studium dieser Werke konnte eine Reduktion auf *8 Artikel* erfolgen. Letztlich konnten **3 Artikel** (nach einer weiteren Reduktion) verwendet werden. Auf Artikel zum Begriff „Kommunikation" konnte sich hier nicht bezogen werden. Es lagen 861 Werke unter diesem Suchbegriff vor und eine weitere Reduktion mittels der Suchfunktion war nicht möglich. Um den Kommunikationsbegriff zielgerichteter zu beleuchten wurde sich anderer Datenbanken

Benjamin Schmidt, Studiengang Pflege (B.Sc.), Literaturrecherche Bachelor Thesis
und Bücher mit dem Hauptinhalt Kommunikation bedient.

Zieger, A. (2003): Traumatisiert an Leib und Seele- Konsequenzen für den Umgang mit
Wachkoma-Patienten aus beziehungsmedizinischer Sicht. Handout zur Jahrestagung der
Österreichischen Wachkoma Gesellschaft Wien am 24.10.2003.

Zieger, A. (2002): Zur Persönlichkeit des Wachkomapatienten. Beitrag für FRAGILE.
Als PDF im Netz. URL: www.a-zieger.de 2.3.2016

Zieger, A. (2001): Der Wachkomapatient als Mitbürger. Lebensrecht und Lebensschutz
von Menschen im Wachkoma und ihren Angehörigen in der Solidargemeinschaft. URL:
http://bidok.uibk.ac.at/library/zieger-mitbuerger.html   20.5.2016

8.   Bücher und Online Ressourcen

Die Suche mit dem Begriff „Wachkoma" ergab *72 Treffer*. Diese konnten mit deutsch
und Zeitraum (2006-2016) auf 43 eingegrenzt werden. **3 Beiträge** wurden anhand des
Titels herausgearbeitet und besorgt.

Hofer, A. (2009): Das Affolter Modell. Entwicklungsmodell und gespürte
Interaktionstherapie. München: Pflaum

Horn, A. (2008): Pflegende Angehörige wachkomatöser Menschen. Bern: Huber Verlag

Jox, R.J. et al. (2011): Leben im Koma. Interdisziplinäre Perspektiven auf das Problem
des Wachkomas. Stuttgart: Kohlhammer Verlag

Die Suche mit dem Begriff „Kommunikation" ergab im Titel, bei deutscher Sprache,
Fachgebiet Psychologie, im Zeitraum 2010-2016 und dem Einschlusskriterium
Bibliothekskatalog der Frankfurt University of Applied Sciences *33 Treffer*. Hier wurde
1 Werk ausgewählt.

Sollmann, U. (2013): Einführung in Körpersprache und nonverbale Kommunikation.
Heidelberg: Auer Verlag

Des Weiteren konnten folgende Werke beschafft werden:

Merleau- Ponty, M. (1966): Phänomenologie der Wahrnehmung. Berlin: de Gruyter

Reichertz, Jo (2009): Kommunikationsmacht. Wiesbaden: VS

Schmitz, H. (1992): Über leibliche Kommunikation. In: Schmitz, H. (Hrsg.): Leib und
Gefühl. Materialien zu einer philosophischen Therapeutik. Paderborn: Jungfermann

Spitz, R. A.(1982): Vom Säugling zum Kleinkind. Naturgeschichte der Mutter- Kind-
Beziehungen im ersten Lebensjahr. 9 Auflage. Stuttgart: Klett Cotta Verlag

So standen insgesamt **5 Werke** zur Thematik Kommunikation bereit.

9. Gesamtauswertung

Insgesamt konnten aus fast **45.000 Beiträgen** in einer *ersten Reduktion* ca. **800 Werke** isoliert werden. Diese wurden dann in der *zweiten Reduktion* auf ca. **150 Beiträge** reduziert. Diese 150 Beiträge wurden gelesen und ermöglichten die Wissenserweiterung zum Thema. Letztlich konnten *fast 2/3 der Werke* für die Erstellung der vorliegenden Arbeit genutzt werden.

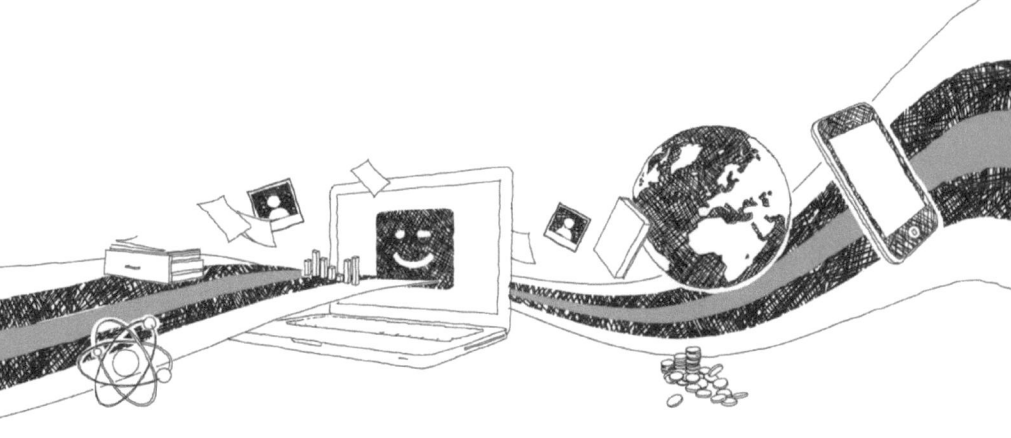
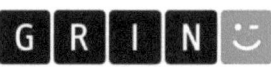